AUS DER UNIVERSITÄTS-NERVENKLINIK GÖTTINGEN
DIREKTOR: GEHEIMRAT PROF. DR. SCHULTZE

ÜBER MITBEWEGUNGEN BEI HILFSSCHULKINDERN

INAUGURAL-DISSERTATION

ZUR

ERLANGUNG DER DOKTORWÜRDE

DER

MEDIZINISCHEN FAKULTÄT GÖTTINGEN

VORGELEGT VON

INGE STEINMANN

AUS LENGERICH I. W.

SPRINGER-VERLAG BERLIN HEIDELBERG GMBH
1931

Referent: Privatdozent Dr. Fleck
Korreferent: Geheimrat Prof. Dr. Schultze

ISBN 978-3-662-39140-2   ISBN 978-3-662-40123-1 (eBook)
DOI 10.1007/978-3-662-40123-1

Sonderabdruck aus „Zeitschrift für Kinderforschung", 39. Bd., 2. Heft

Aus der Universitätsnervenklinik Göttingen. Direktor: Geheimrat Prof. Dr. Schultze.

Über Mitbewegungen bei Hilfschulkindern.
Von
Inge Steinmann.

Gliederung:

A.
- I. Überblick über die bisher über Mitbewegungen erschienene Literatur . 83
- II. Die in der Literatur von den einzelnen Forschern vertretenen Theorien 86
  - a) Theorien und Gedanken über Mitbewegungen im allgemeinen . . . 86
  - b) Theorien, die sich an den Spezialfall des Schreibaktes anknüpfen . 91

B.
- I. Die Beobachtungen an Hilfsschulkindern im Vergleich mit 40 normalen Kindern 92
  - a) Der Zweck der Beobachtung 92
  - b) Der Gang der Untersuchung 93
    - 1. Neurologische Untersuchung 93
    - 2. Untersuchung auf Mitbewegungen 94
- II. Die Ergebnisse 95
  - a) An den Kindern insgesamt 95
    - 1. Die Häufigkeit und Stärke der Mitbewegungen 95
    - 2. Die Verteilung der Mitbewegungen auf die rechte und die linke Seite 100
    - 3. Besondere Betrachtung der homolateralen Mitbewegungen und die der Haltungs- und Stellreflexe 104
  - b) Bei besonders auffallenden Hilfsschulkindern 107
    - 1. Bei körperbaulich stigmatisierten Kindern 107
    - 2. Bei neurologisch gekennzeichneten Kindern 108
  - c) Bei einem von der Norm abweichenden gesunden Kinde 112

C. Schluß: Zusammenfassung 114

Daß Mitbewegungen eine physiologische Erscheinung seien, erkannte schon Johannes Müller. Der anatomische Bau des Gehirns, dessen beide Hemisphären durch Kommissurenfasern in Verbindung treten, konnte ihm noch das ursprüngliche Überfließen aller Erregungen von einer Hemisphäre zur anderen vollkommen verständlich machen. So schienen die Mitbewegungen der neurologischen Forschung kein interessantes Objekt mehr darzubieten.

Erst 30 Jahre später führten Beobachtungen am Krankenbett darauf, dem Wesen der Mitbewegungen näher nachzugehen. Studien von Erb, Nothnagel, v. Leyden, Hitzig, Westphal, v. Strümpell und Senator versuchen in jenen neuen, zunächst überraschenden Phänomenen, den Mitbewegungen der Gelähmten, besonders der hemiplegischen Kinder, physiologische Gesetzmäßigkeiten festzustellen. Da es bei der Fülle der Erscheinungen nicht möglich war, eine einheitlich systematische, grundlegende Erklärung zu geben, blieb die Aufmerksamkeit der Neurologen den Mitbewegungen als einer offenen Frage um so mehr erhalten, als durch neuere Beobachtungen das Verständnis der Mitbewegungen sich wieder zu verschleiern begann.

Nachdem schon König durch seine Untersuchungen an Idioten einiges Aufsehen erregt hatte, veröffentlichten Thomayer, Damsch, F. Lewy, v. Fragstein, Fuchs Fälle, bei denen an anscheinend völlig normalen Individuen genau die gleichen Erscheinungen beobachtet wurden wie zuvor an den Hemiplegikern.

A. I. Überblick über die bisher über Mitbewegungen erschienene Literatur.

Von den verschiedensten Gesichtspunkten aus wurde versucht, einerseits dem Verständnis dieser Mitbewegungen näher zu kommen, andererseits ihr Auftreten überhaupt zur Klärung noch dunkler normal-neurologischer Zusammenhänge heranzuziehen. Weder die pathologische Anatomie noch eine rein funktionelle Vorstellung ließ eine vollbefriedigende Erklärung finden.

Immerhin bedeutete die Arbeit Curschmanns „Beiträge zur Physiologie und Pathologie der kontralateralen Mitbewegungen" einen wesentlichen Fortschritt in der Kenntnis vom Wesen der Mitbewegungen. Durch Curschmann wurde es zum ersten Male klar, daß Mitbewegungen im Kindesalter, ja bis über das 20. Lebensjahr hinaus, durchaus nachweisbar seien. Er stellte an einer Reihe einfacher Versuche die quantitative Abnahme des Mitbewegungsausmaßes mit dem Alter des Kindes anschaulich dar. Mit einfachen Mitteln gelang es ihm, selbst da noch Mitbewegungen aufzufinden, wo sie für den oberflächlichen Beobachter schon latent geworden waren. Er studierte ihren Charakter, ihre Stärke und unterschied einen juvenilen von einem infantilen Typus der Mitbewegungen. Er suchte und fand Beziehungen dieser normalen Mitbewegungen zu solchen bei nervösen Erkrankungen zentraler und peripherer Natur. Besondere Aufmerksamkeit schenkte er dem Verhalten der rechten und linken Hand bei allen einzelnen Bewegungen: so wurde er zu wertvollen Schlüssen geführt, auf denen er seine Theorie der Mitbewegungen aufbaute.

Diese Theorie Curschmanns, die den Hemmungsfortfall und ganz besonders die Impulssteigerung in den Vordergrund der Überlegungen stellte, ist der Theorie O. Försters ähnlich, die, um einige Jahre älter, diese beiden Dinge zum Ausgangspunkt aller Betrachtungen gemacht hatte.

Arbeiten von Sittig, Lackner, Dräseke, Gött sind nur eine weitere Bestätigung der Curschmannschen Gedanken und bringen nichts wesentlich Neues. Pötzl lehrte uns dann, das Auftreten von Mitbewegungen überhaupt nur als Teilerscheinung großer zerebraler Reaktionen auf Erregungen der Außenwelt aufzufassen. Er prägte das Wort von der „Gegenreaktion der Zentren" und verstand darunter eine Maßnahme im Zentralnervensystem, um übermäßige Erregungen abzudämpfen und zweckdienlich weiter zu verwerten; die pathologische Abänderung oder Steigerung dieser Gegenreaktionen erzeugt unter anderen Phänomenen auch das der Mitbewegungen. Pötzls Schrift „Über die Gegenreaktion der Zentren" und das von ihm zusammen mit Hermann verfaßte Buch über Agraphie beeinflussen die ganze nachfolgende Literatur. Vor allem Pollak und Lange schließen sich diesen neuen Ideen an.

Gedanken Försters und Homburgers über die hohe Bedeutung subkortikaler Zentren für die menschliche Motorik allgemein, besonders für das Zustandekommen von Synkinesien regten in neuester Zeit zwei russische Autoren, Oseretzki und Badjul, an, Zusammenhänge zwischen beiden aufzusuchen. Die Verschiedenheit ihrer Methodik jedoch — Badjul untersuchte nur auf latente Mitbewegungsansätze mit Hilfe des Pletysmographen, während Oseretzki sich mit einfachen Beobachtungen auf Mitbewegungen zufrieden gab — ergab bisher nur unsichere und einander widersprechende Resultate. Es erscheint bisher zweifelhaft, ob reichliche Synkinesien eine hohe motorische Begabung verbürgen, noch unsicherer, ob eine solche Menschen vom muskulären oder vom asthenischen Habitus eigen ist.

Es bleibt schließlich noch zu erwähnen, daß in neuester Zeit noch von ganz anderer Seite versucht wird, dem Wesen der Mitbewegungen näher zu kommen, nämlich auf dem Umwege über die Lage- und Stellreflexe des Menschen. Hierher gehören die Arbeiten von Simons, von Goldstein, Schilder und Schilder-Hoff. Wenn Pötzl in den Mitbewegungen eine Antwort auf Reize der Außenwelt erblickte, definiert Goldstein die Stellreflexe als Antwort auf eine bestimmte Situation im Zentralnervensystem selbst. Schilder und Hoff möchten in den Stellreflexen die niedrigste Stufe menschlicher Kinetik sehen, die, am wenigsten abhängig von Einflüssen der Außenwelt, doch bestimmend ist für die Willkürbewegung und für das Körperschema grundlegend; treten die Mitbewegungen doch bei den Hemiplegikern zugleich mit jenen primitiven Bewegungsformeln zutage. Vielleicht sind beide enger miteinander verknüpft — Goldstein denkt beide Male entgegen Simons an eine Läsion der großen Ganglien. Veränderte Tonuseinstellungen, die z. B. ein Imitationsphänomen hervorbringen, schaffen hier und da durch Erhöhung der Flexionstendenz auch die Bedingungen für Mitbewegungen, für die Beugesynergie der unteren Extremität. Auch kann die nach Gregor und Schilder bei Kleinhirnaffektionen vorherrschende „zentrale Myasthenie" sowohl Stellreflexe sowie besonders homolaterale Mitbewegungen ins Ungeheure steigern. Im Gegensatz dazu fehlen Stellreflexe und die höheren Automatismen, zu denen auch die Mitbewegungen zu zählen sind, beim Parkinsonismus. Alle diese Parallelen legten den Gedanken nahe, ob nicht die wissenschaftliche Forschung durch Erfassung der primitiven Stellreflexe, dieser niedrigsten Stufe menschlicher Motorik, schrittweise den Lauf der Entwicklung nachahmend, vordringen könnte zum Verständnis der höheren, sich auf jene aufbauenden, sekundären Automatismen, die vor allem durch Mitbewegungen charakterisiert sind.

II. Die in der Literatur von den einzelnen Forschern vertretenen Theorien:

a) Theorien und Gedanken über Mitbewegungen im allgemeinen.

Diese mannigfach verschiedenen Wege, die vielerlei Ideen, die in der Literatur immer wieder zum Studium der Mitbewegungen führten, zeigen schon an, wie dunkel ihr Wesen im Grunde noch ist. Es genügt daher, an dieser Stelle die verschiedenen Theorien der einzelnen Autoren und die so unterschiedlichen Ideen genauer zu betrachten, die zur Erklärung der beobachteten Phänomene herangezogen wurden. Da ist es vielleicht zweckmäßig, zunächst nach Förster scharf zu unterscheiden zwischen zweckmäßigen und unzweckmäßigen Mitbewegungen und unter letzteren zwischen homolateralen und homologen Synkinesien.

Jede Bewegung enthält stets zweckmäßige Mitbewegungen; diese entwickeln sich „aus jenem wunderbaren, dem Organismus innewohnenden Streben, die motorischen Mittel solange zu modifizieren, bis der Zweck mit dem geringsten Energieverbrauch erreicht ist" (Förster). Neben diesen zweckmäßigen Mitbewegungen finden sich, nach Alter und Entwicklungshöhe des Menschen verschieden, mehr oder minder starke unzweckmäßige Mitbewegungen. Homburger erkannte hier zuerst klar die großen Zusammenhänge zwischen ontogenetischer und phylogenetischer Entwicklung des Menschen und die „Wandlungen", die durchlaufen werden, bis die angestrebte ideale Ausnutzung der motorischen Möglichkeiten erreicht ist. Phylogenetisch das älteste Stadium ist das der „Hypertonie"; es beherrscht auch das Säuglingsleben ontogenetisch solange, bis die Entwicklung pyramidaler Funktionen den ungehemmten Reflexmechanismen ein Ende macht. Das Kind lernt die subkortikalen Zentren und ihre Reflexe zu beherrschen und sich ihrer willkürlich und frei zu bedienen. Zwar tritt noch immer ein gewisser Bewegungsluxus dabei zutage, auch im Stadium der „Grazie" herrscht noch die motorische Überflußwirtschaft; sie ist gekennzeichnet durch Irradiation motorischer Impulse, durch reiche Mitbewegungen. In wie hohem Maße das Kind in seiner späteren Entwicklung den Bewegungsluxus einschränkt, wie weit es die Ökonomisierung seiner motorischen Kraftmittel durchführt und seine Energie an unzweckmäßigen Mitbewegungen spart, hängt von vielen Faktoren ab. Daß Erziehung und Übung allein, wie Förster meint, hier alles erreichen, erscheint Homburger unwahrscheinlich. Intelligenz nach Stier, psychische Gegebenheiten, nicht zum mindesten eine starke erbliche Komponente, die in dem einen Fall phylogenetisch alte Mechanismen das ganze Leben bestehen, in dem anderen diese fast ver schwinden läßt, spielen in die Entwicklung hinein und geben ihr ein individuelles Gepräge.

Förster trennte unter den unzweckmäßigen Mitbewegungen wohl mit Recht die homologen als eine besondere Gruppe ab. Die Innervation homologer Muskeln scheint eine gewisse Stufe in der phylogenetischen Entwicklung zu bedeuten, deren Überwindung nicht ganz streng mit der Steigerung der motorischen Fähigkeiten und der Rückbildung homolateraler Mitbewegungen parallel zu gehen scheint. Curschmann beobachtete sie regelmäßig bei Kindern, bei denen die Hemmung homolateraler unzweckmäßiger Mitbewegungen schon längst zu feinerer Bewegungskoordination geführt hatte. Homologe Mitbewegungen sind mit feinsten Apparaten (Pletysmograph von Exner) stets nachweisbar und persistieren in manchen Fällen das ganze Leben über. Dabei ist in den Fällen von Damsch und von Fragstein keine motorische Ungeschicklichkeit beschrieben: Beide erwähnen ausdrücklich, daß die Motorik außer den Mitbewegungen ein völlig normales Bild zeigte; auch war die Intelligenz ihrer Fälle eine normale.

Für die homologen Mitbewegungen gilt nicht der Satz, daß Hemmung und Koordination gleichzeitig wachsen; die Hemmung homologer Synkinesien erfolgt in einem viel späteren Stadium. Pötzls „Gegenreaktion der Zentren" schafft erst mit der Ablenkung der überschüssigen Erregung aus der Peripherie, der eigentlichen Hemmung, identische Punkte in beiden Hemisphären. Die nach zentripetal abgesaugte Energie wird nur zum Teil verwandt, durch Bildung neuer Assoziationen eine Verfeinerung der Bewegung zu garantieren; ein beträchtlicher Teil des Überschusses, das störende Zuviel, kommt der anderen Hemisphäre zugute und wird dort erst relativ spät zum Verschwinden gebracht. Der Weg dieses Anteils führt über die Kommissurenfasern zu identischen Punkten, so daß er von dort aus manifest wird oder als latenter Bewegungsansatz stets nachweisbar ist.

Der auf die Entwicklung der Motorik gerichtete Gedankengang der drei letztgenannten Forscher Förster, Pötzl und Homburger umfaßt eigentlich alle nur möglichen Mitbewegungstheorien, wenigstens soweit sie auf Veränderung im Zentralnervensystem aufgebaut sind.

Es ist ohne weiteres klar, daß die Entwicklung eines Menschen auf jeder der von Homburger geschilderten „Stufen" haltmachen kann, entwickelt sich doch nach diesem Forscher die Motorik eines jeden Menschen über das Stadium der „Hypertonie", das der „Täppigkeit", das der „Grazie" mit motorischer Überflußwirtschaft erst zu einer idealen Funktion. Es wäre denkbar, daß in einem der beschriebenen Fälle die erbliche Anlage einen phylogenetischen Rückschritt darstellt oder irgendwelche Bildungsanomalien der Pyramidenbahn eine doppelte Innervation bedingen. Mangelnde Erziehung und mangelnde Intelligenz könnten die angelegten Möglichkeiten nicht völlig zu verwerten verstehen, und dadurch könnte die Ausbildung der einseitigen Assoziationszentren (Beispiel des Schreibens) unvollkommen sein. Oder es werden wichtige Bahnen durch pathologische Prozesse wieder zerstört oder gehen zugrunde, stets resultieren als Symptom eines „gestörten Ablaufs der Mechanismen" Mitbewegungen. Für welche der genannten Erklärungsmöglichkeiten die einzelnen Forscher sich jeweils entschieden und von welchen Überlegungen sie sonst noch besonders beeinflußt waren, bliebe jetzt genauer zu zeigen.

Johannes Müller hatte die ursprüngliche Bilateralität aller motorischen Impulse betont, die später durch Hemmungsbildung latent würde. Von dieser Vorstellung aus ging Westphal bei der Beobachtung hemiplegischer Kinder. Er führte die Mitbewegungen auf den Ausfall der Hirnrinde zurück, die normalerweise den übergeleiteten Impuls in den subkortikalen Ganglien der anderen Seite unterdrückt. Diese Erklärung war unbefriedigend insofern, als sie gar nicht die viel häufigeren Mitbewegungen der gesunden Seite bei Bewegungen der paretischen berücksichtigte. Doch schloß sich Damsch noch der Westphalschen Lehre an, da es ihm zu gewagt erschien, im Sinne Flechsigs eine anatomische Varietät der Pyramidenkreuzung anzunehmen; er betonte für seine äußerlich normalen Fälle eine mangelhafte Hemmungsausbildung als ausschlaggebend.

Fragstein neigte mehr den Flechsigschen Gedanken zu, besonders da sich inzwischen die Veröffentlichungen über derartige patholgische Befunde gemehrt hatten (Marchi, Pitres). Auch Heldmann schließt sich später dieser Anschauung an.

Bei Affektionen des Rückenmarkes waren inzwischen von Hitzig, Senator, Erb und v. Strümpell bei einseitigen Herderkrankungen homolaterale Mitbewegungen gesehen worden. Man dachte in diesen Fällen an abnorme Querleitungen zwischen erkrankten Nervenfasern (v. Strümpell); die Irradiation des Impulses bei erhöhter Erregbarkeit des zentralen oder peripheren Neurons wurden in Betracht gezogen. Man kam zu dem Resultat, daß diese Mitbewegungen abhängig seien vom Verhältnis der Reizstärke zur Erregbarkeit. Daß auch die Reizstärke variabel sei, ja, bei gelähmten Muskeln abnorm hoch werden könne, war nur für pathologische Verhältnisse eine neu gewonnene Erkenntnis, war es doch eine alte Erfahrung, daß bei großer Anstrengung und bei jeder neu zu erlernenden Bewegung fast die gesamte Muskulatur in Tätigkeit treten kann.

Förster schuf zum ersten Male eine umfassende Theorie, die für alle Mitbewegungen paßt, für physiologische und pathologische, zweckmäßige und unzweckmäßige, homolaterale und homologe. Hemmungslosigkeit und Impulssteigerung sind die Ursachen der Mitbewegungen, und es ist nicht immer klar zu entscheiden, welche Störung vorherrscht. Curschmann stellt die Impulssteigerung in allen Fällen in den Vordergrund; sie ist es, die den Organismus vor ungewohnte Aufgaben stellt, so daß er sich ähnlich wie ein Kind bei Erlernung einer neuen Bewegung verhält. Erst in zweiter Linie erkennt er Hemmungsfortfall und Steigerung der Erregbarkeit an. Worauf Hemmungslosigkeit, erhöhte Erregbarkeit beruhen, darüber herrscht noch keine Klarheit; für Förster sind klinisch beide Begriffe eins; beide sind eng miteinander verknüpft, der eine die Folge des anderen. Jede Bewegung ist primär ungehemmt und zeigt „jene erhöhte Erregbarkeit"; erst in einer zweiten Bewegungsphase erfährt die Bewegung durch inhibitorische Pyramidenfasern eine Beschränkung, und diese erfolgt erst auf die sensiblen Reize hin, die bei der Bewegung selbst entstehen. Liegt nun im sensiblen Apparat oder in den Pyramidenbahnen eine Störung vor, müssen klinisch die gleichen Erscheinungen auftreten. Wäre aber in der Tat jede Bewegung primär ungehemmt, würden auch primär sehr viele Mitbewegungen gesehen werden; ganz besonders müßten gerade die Erkrankungen der hinteren Wurzeln in gleichem Maße wie Pyramidenbahnerkrankungen durch Mitbewegungen charakterisiert sein. Da hier aber ein wesentlicher Unterschied besteht in der Art und Intensität der Mitbewegungen, wirkt der Gedanke Curschmanns überzeugender, daß bei Erkrankungen der sensiblen Bahnen nur sekundär vermehrte Impulse geschickt werden, um die Bewegung in Gang zu bringen. Es besteht hier also nicht einmal eine scheinbar gesteigerte Erregbarkeit, nur der Hemmungsfortfall bleibt insofern als relativer zu Recht bestehen, als durch den Ausfall sensibler Reize die Hemmungsbahnen nicht in Funktion treten. Da die Bewegungsenergie nicht dorthin abströmen kann, entlädt sie sich in unkoordinierten Synkinesien. Erhöhte Erregbarkeit muß neben Hemmungsfortfall als Ursache der Mitbewegungen anerkannt bleiben und ist stets primär zentraler Natur. Sie äußert sich objektiv in Spontanbewegungen und bringt stets, im Verein mit Hemmungsfortfall auf der kranken, Impulssteigerung auf der gesunden Seite, symptomatisch Mitbewegungen hervor, die als Antwort auf jeden sonst unterschwelligen Reiz der Gegenseite auftreten können. Oft vermögen sich auch die Hemmungen der gesteigerten Erregbarkeit nicht so schnell anzupassen. Fast allgemein wird von den Autoren angenommen, daß die Hemmungen auf dem Wege der kortiko-spinalen Bahnen wirksam werden, und Mitbewegungen verknüpfen sich noch in der Vorstellung Försters mit der Automatie der intakt gebliebenen phylogenetisch alten motorischen Ganglien bei Läsion der Pyramidenbahnen. Es sind auch Fälle bekannt, in denen trotz Mitläsion der großen Ganglien ausgiebige Mitbewegungen bestanden hatten.

Neuerdings vertritt Goldstein die Ansicht, daß gerade die Mitschädigung subkortikaler Zentren, speziell die des Striatum, stets Mitbewegungen hervorrufen müsse, ja daß auftretende Mitbewegungen umgekehrt Läsion des Striatum bewiesen. Das gibt erneut Anlaß, der gegenseitigen Beeinflussung subkortikaler Zentren nachzugehen. Pötzl hatte ebenso wie auch Sittig und Pollak die Vorstellung, daß zwar der Impuls von einem subkortikalen Ganglion auf das identische der anderen Seite übergehe, daß aber die Eigenleistung jedes intakten Zentrums darin bestehe, die

Erregung in dem Maße in sich aufzusaugen, daß die Innervation der Gegenseite latent wird. Durch pathologische Veränderung kann diese erlernte, abgestufte Dämpfung wieder verloren gehen.

b) Theorien, die sich an den Spezialfall des Schreibaktes anknüpfen.

Interessante Beobachtungen über den Spezialfall des Schreibens machen es aber wiederum wahrscheinlich, daß die Beziehungen hier für den Menschen weit kompliziertere sind. Stier betonte, daß die Ausbildung einseitig gelagerter Assoziationszentren für die Weiterentwicklung des Menschen bestimmend und charakteristisch sei, und daß die stets zunehmende Differenzierung zwischen rechts und links auf dieselbe Entwicklung hinziele. Die Superiorität oder Inferiorität einer Hemisphäre bedingt Funktionsunterschiede der gesamten Hirnhälften, und stets ist die superiore Hirnhälfte auch auf das Funktionieren des kontralateralen Psychomotorium von großem Einfluß. Dabei ist besonders für die höheren Funktionen ein in der superioren Hirnhälfte gelagertes Assoziationszentrum von ausschlaggebender Bedeutung. Phylogenetisch ältere Zentren, die auch ontogenetisch früher in Funktion treten, weisen keine oder nur geringe Unterschiede auf; spezifisch menschliche Leistungen, die sehr viel später erlernt werden, zeigen die stärksten Differenzen. Die eigentliche Rechts-Links-Ausbildung entwickelt sich erst nach der Geburt. Ob nun die Art der Lateralisierung nach rechts oder links eine zufällige oder doch von vornherein bestimmte sei, ist noch eine Streitfrage. Pfeifer und Curschmann wollen auf Grund ihrer Beobachtungen mehr die sekundäre Ausbildung betont wissen, Liepmann hält an der primären Superiorität fest.

Die von den Forschern aufgefundenen Ergebnisse für unseren hier angeführten Spezialfall des Schreibaktes waren zunächst überraschend. Ganz abgesehen von auch sonst beobachteten quantitativen Funktionsunterschieden zwischen rechts und links. Entgegengesetzt den Untersuchungen Pfeifers, Sittigs und Pollaks, daß in der rechten Hemisphäre die Spiegelschrift als homologe Mitbewegung latent sei und bei Verletzungen oder in abnormen Fällen wieder zum Vorschein käme, veröffentlichte wiederum Pollak einen Fall, wo bei einem sonst gesunden Kinde mit starken homologen Mitbewegungen links Normalschrift geschrieben wurde. Lange bemerkte die gleichartige Schreibweise nur bei ungewohnten Schreibbewegungen: so trat bei rechtsseitiger Spiegelschrift dieselbe auch links auf. Lange zog für dieses Phänomen die Erklärung Pötzls heran, nämlich eine besondere Beanspruchung des Optischen, d. h. der einseitig fundierten parietalen Zentren. Nach Stier ist für den erwachsenen Menschen diese

Herrschaft der parietalen Zentren auch über das kontralaterale Psychomotorium physiologisch, so daß jeder Erwachsene durch den spezifisch richtenden Einfluß der linken engeren Sehsphäre links Normalschrift schreiben müßte. Im Kindesalter dagegen, wo die Ausreifung dieser Zone noch unvollkommen ist, endlich bei Imbezillen, wo nach S t i e r niemals eine volle Verwertung der angelegten Möglichkeiten zustande kommt, wäre Spiegelschrift zu erwarten. Tatsächlich wird diese Theorie durch die Untersuchungsergebnisse P f e i f e r s bei Imbezillen und Analphabeten bestätigt. Ebenso überlassen auch pathologische Prozesse im graphischen Zentrum wieder phylogenetisch älteren die Herrschaft: die Einwirkung des einen Psychomotorium auf das andere kann sich wieder frei entfalten.

Gerade das Beispiel der Spiegelschrift zeigt so recht, wie mannigfache Ursachen an den verschiedenen Enden angreifen können, um stets als gleiches Symptom Mitbewegungen zu erzeugen. Ihr Zusammenhang mit subkortikalen Reflexen wurde schon erörtert, und ihre Beziehungen zu Lage- und Stellreflexen sind zu hypothetisch, um an dieser Stelle für die Deutung einen Ausschlag zu geben. Vielleicht wird sich einmal aus der Fülle der Erscheinungen heraus eine einheitliche Erklärung der Mitbewegungen ergeben; dazu werden noch viele Beobachtungen nötig sein.

B. I. Die Beobachtungen an Hilfsschulkindern im Vergleich mit 40 normalen Kindern:

a) Der Zweck der Beobachtung.

Die folgenden Untersuchungen gehen von dem Gedanken aus, daß sich vielleicht schon während der Entwicklung normaler und minderbegabter Kinder deutliche Unterschiede in Art und Ausprägung der Mitbewegungen ergeben; es sollte gleichzeitig nach bestimmten Gesetzmäßigkeiten und außergewöhnlichen Erscheinungen gesucht werden, die unter Umständen auf Hirnläsionen schließen ließen. 80 Kinder der Göttinger Hilfsschule wurden auf Anregung von Herrn Dr. F l e c k zur Untersuchung herangezogen und im Vergleich zu ihnen 40 normale Kinder beobachtet. Die Kontrolle der normalen Kinder war im wesentlichen ein Parallelversuch zu C u r s c h m a n n s systematischen Untersuchungen: Es ergaben sich da neben zahlreichen Übereinstimmungen geringe Abweichungen der Ergebnisse. Auch wurde die Untersuchung nach etwas anderen Gesichtspunkten vorgenommen. Bevor an Hand der Beobachtungen die Ergebnisse im allgemeinen wiedergegeben und ihre Besonderheiten hervorgehoben werden, sei hier die Beobachtungsweise kurz geschildert.

b) Der Gang der Untersuchung.

1. Neurologische Untersuchung.

Zunächst war natürlich der Gesamteindruck des Kindes von Bedeutung: Lähmungen, die schon auf den ersten Blick deutlich wurden, die motorischen Fähigkeiten, soweit sie im positiven oder negativen Sinne besonders auffielen, Gang und Lauf wurden beobachtet und besonderes Interesse den dabei eventuell auftretenden Spontanbewegungen, abnormen Mitbewegungen im Gesicht und der Mimik überhaupt geschenkt. Sodann wurden die Reflexe an o. und u. E. genau geprüft, P. S. R., A. S. R., am Arm Radiusperiost-, Bizeps- und Trizepsreflex sowie der Mayersche Grundreflex und der Lérische Vorderarmreflex; die Gleichheit ihrer beiderseitigen Stärke, Steigerung oder Abschwächung, wurde beobachtet. Auch auf pathologische Reflexe wurde nachgesehen: Babinski, Oppenheim, Gordon, Mendel-Bechterew, Rossolimo, Babinski sup. und das Chvosteksche Fazialisphänomen; anschließend wurde das Rombergsche Phänomen geprüft. Es wurde danach auf feinste Anzeichen einer Pyramidenläsion gefahndet: Opposition des Daumens, Beugen der Finger ohne Einschlagen des Daumens wurde erprobt, ferner die maximale Extension der Hand, das Schließen der Faust bei gestrecktem Daumen, die Supination der gestreckten Hand, endlich das isolierte Beugen einzelner Finger. Schon hier wurde besonders auf Mitbewegungen im Gesicht geachtet. Auf der Suche nach objektiven Zeichen organischer Läsionen wurden auch die Haltungs- und Stellreflexe genau untersucht, und zwar die von Schilder und Hoff angegebenen Phänomene: Kopfdrehabweich- und Höhenreaktion, die Steige-, die Divergenzreaktion, das Pronationsphänomen, die Lagebeharrung, das zerebellare Imitationsphänomen. Alle pathologischen Abänderungen wurden gewertet, verstärkte Pronation, Beugung im Ellenbogengelenk, Spreizen der Finger, ganz besonders des fünften, Sinken der Arme, verstärkte oder paradoxe Kopfdrehreaktionen. Auf Steigerung des induzierten Tonus wurde durch passive Bewegung in großen Gelenken bei vorgestreckten Armen geprüft. Dann wurde noch versucht, sonstige neurologische Symptome nachzuweisen: Adiadochokinese, Vorbeizeigen, Asynergien, Athetose; auch wurde der Brudzynskische Reflex nachgeprüft.

2. Untersuchung auf Mitbewegungen.

Erst jetzt, nachdem alle sonst nachweisbaren funktionellen und organischen Abnormitäten soviel als möglich erkannt sind, folgt die eigentliche Untersuchung auf Mitbewegungen. Die Prüfung auf isolierte Bewegungen bot schon Gelegenheit, den Grad der homolateralen Mitbewegungen festzustellen, geht doch die Hemmungsbildung hier mit der Präzision der Bewegung Hand in Hand. Aus der Stärke und Irradiation des Impulses konnten schon mancherlei Schlüsse gezogen werden.

Jetzt wird den homologen Synkinesien die Hauptaufmerksamkeit geschenkt; zunächst im Gesicht; wieweit einseitige Gesichtsinnervation, Schließen der Augen, Verziehen des Mundes usw. möglich ist. Dann werden an den Extremitäten alle einfachen gewohnten und ungewohnten Bewegungen ausgeführt, an Hand und Fuß, Arm und Bein, Schulter und Hüfte. Die Kinder müssen die Bewegung öfter wiederholen, sie gegen Widerstand und unter komplizierten Bedingungen ausführen, auch bei Augenschluß; und immer wird das wechselnde Verhalten des bewegenden und des mitbewegten Gliedes studiert. Unterschiede werden aufgefunden in der Stärke der Mitbewegungen bei den einzelnen Bewegungen, in der Stärke auch zwischen rechts und links. Die Kinder werden aufgefordert, soweit das möglich ist, ihre Hände nach Art des Klavierspiels parallel und entgegengesetzt zu bewegen, sie müssen links schreiben und zeichnen. Treten starke Mitbewegungen auf, werden sie angehalten, diese zu unterdrücken. Die Mitbewegungen müssen vor allem im Liegen geprüft werden, damit man die Irradiation des Impulses am ganzen entspannten Körper beobachten kann. An der u. E. ist es von Wichtigkeit, die physiologischen, durch Ungeschicklichkeit bedingten Synergien von pathologischen abzugrenzen: es muß gesichert werden, daß isolierte Bewegungen möglich sind. Hierher gehört die Prüfung auf das Strümpellsche Phänomen, ferner die passive Streckung des gebeugten Unterschenkels gegen Widerstand, ferner die Beobachtung reflektorischer Synergien, wie sie durch Stich in die Fußsohle oder durch Marie-Foixschen Kunstgriff beispielsweise ausgelöst werden. Schließlich ist es interessant zu erfahren, ob auch von den Bewegungen des Gesichts aus Impulse in die übrige Körpermuskulatur eindringen können und wieweit das zwangsläufig der Fall ist. Es wird nach den von Dräseke und Gött beschriebenen Spreizbewegungen beim Öffnen des Mundes gesucht, auch das Öffnen und Schließen der Augen, das Zeigen der Zähne wird in jeder Hinsicht genau berücksichtigt. Es ist vor allem wichtig, die Mitbewegungen stets zur aufgewandten Energie in Beziehung zu setzen und die ungeheuren Unterschiede zu erkennen, je nachdem ob das Kind einer Bewegung noch seine ganze Aufmerksamkeit schenken muß oder ob diese schon automatisch vonstatten geht.

II. Die Ergebnisse.

a) An den Kindern insgesamt.

1. Die Häufigkeit und Stärke der Mitbewegungen.

Durch alle diese Maßnahmen, durch Berücksichtigung vieler einflußreicher Momente wurde es möglich, einigermaßen systematisch die wesentlichen Vergleichspunkte herauszufinden, die Kinder gleichsam in bestimmte Kurven einzuordnen und Schlüsse zu ziehen. Hier seien zunächst die Resultate überhaupt angegeben ohne Rücksicht auf etwa offenbare Anomalien der Kinder. Die Stärke der Mitbewegungen wurde durch die Prädikate „stark", „mittelstark". „schwach" und „nicht vorhanden" gewertet, dann die Häufigkeit der jeweils gefundenen Mitbewegungen ausgezählt. Multiplizierte man, um anschauliche Vergleichswerte zu erhalten, die Mitbewegungen der 40 normalen Kinder mit 2, so standen sich folgende Zahlen gegenüber:

Tabelle I.
Stärke der Mitbewegungen bei den einzelnen Bewegungen.

1. Finger spreizen und adduzieren.

	Hilfsschulkinder	Normale Kinder
starke Mitbewegungen	35 ×	18 ×
mittelstarke Mitbewegungen	37 ×	36 ×
schwache Mitbewegungen	7 ×	26 ×
keine Mitbewegungen	1 ×	— ×

2. Faust machen.

starke Mitbewegungen	30 ×	16 ×
mittelstarke Mitbewegungen	42 ×	36 ×
schwache Mitbewegungen	8 ×	28 ×

3. Beugen — Strecken der Finger.

starke Mitbewegungen	12 ×	4 ×
mittelstarke Mitbewegungen	31 ×	18 ×
schwache Mitbewegungen	35 ×	58 ×
keine Mitbewegungen	2 ×	— ×

4. Daumen (alle Bewegungen).

starke Mitbewegungen	10 ×	2 ×
mittelstarke Mitbewegungen	51 ×	34 ×
schwache Mitbewegungen	18 ×	44 ×
keine Mitbewegungen	1 ×	— ×

Als Maßstab dafür, wie weit die Tendenz zu gleichsinnigen Mitbewegungen unterdrückt werden kann, seien die Resultate beim Schreiben und beim Öffnen und Schließen jedes Auges für sich allein angefügt. Hier entsprachen 40 Kindern der Hilfsschule, die mit mehr oder minder Mühe ein Auge allein schließen konnten, 40 solche, die nicht einseitig innervieren konnten, während unter den normalen Kindern von 40 35 dazu imstande waren. Die Schriftproben ergaben deutliche Unterschiede:

Tabelle II.
Resultate des linkshändigen Schreibens.

Mit der linken Hand wurde geschrieben:	Hilfsschulkinder	Normale Kinder
gut Normalschrift	12 ×	30 ×
mäßig gut Normalschrift	11 ×	22 ×
schlecht Normalschrift	17 ×	10 ×
Normalschrift mit Andeutungen von Spiegelschrift	28 ×	14 ×
zum Teil Spiegelschrift	2 ×	— ×
vollkommene Spiegelschrift	10 ×	4 ×

In die Kategorie „Andeutungen von Spiegelschrift" fallen die mannigfachsten Schriftproben. Sehr oft werden die Anfangsbuchstaben oder die Ansätze zu Bogen spiegelbildlich ausgeführt, und beim zweiten Buchstaben erst kommt die ungewohnte Rechts-links-Richtung zum Bewußtsein und wird unter Aufbietung der ganzen Aufmerksamkeit unterdrückt; es kommt auch vor, daß einzelne Buchstaben in Spiegelschrift neben Worten in Normalschrift stehen. Oder es werden öfter, wenn der Fehler erkannt wird, die Buchstaben in ihrer Reihenfolge umgedreht, daß z. B. bei „eu" das „u" vor „e" geschrieben wird; sehr häufig kommt auch die rechte Hand zu Hilfe. Von besonderem Interesse ist die Verteilung der Spiegelschrift und der Spiegelschriftansätze über die vier Klassen der Hilfsschule:

Tabelle III.
Verteilung der Schriftresultate auf die vier Hilfsschulklassen.

	1. Klasse (15—13 J)	2. Klasse (11—12 J.)	3. Klasse (10—9 J.)	4. Klasse (bis zu 8 J.)
gut Normalschrift	6	3	2	1
mäßig gut Normalschrift	4	3	3	1
schlecht Normalschrift	6	6	2	3
Andeutungen von Spiegelschrift	7	10	8	3
halb Spiegelschrift	—	—	—	2
vollkommene Spiegelschrift	1	1	2	6

Wenn man aus diesen Zahlen deutlich ersieht, daß Normalschrift um so seltener und schlechter geschrieben wird, je jünger die Kinder sind, so ist es um so auffallender, wie mühelos und deutlich Spiegelschrift, in welchem Alter sie auch auftreten mag, geschrieben wird. Manche Kinder setzen gleich, ohne sich zu besinnen, rechts oben auf der Seite an und schreiben ohne große Anstrengung und ohne Fehler zu Ende, während Normalschrift eigentlich stets bei den jüngeren Kindern nur unleserlich und mit sehr viel Mühe zustande kommt. Man wird geradezu zu dem Gedanken gedrängt, daß starke Aufmerksamkeit und vor allem optische Kontrolle dem hemmungslosen Walten der Spiegelschrift ein Ende bereitet. Für diese Annahme spricht auch, daß immer dann die Spiegelschrift sich links wieder durchsetzt, wenn durch Augenschluß oder durch gleichzeitiges Schreiben mit der rechten Hand die Aufmerksamkeit abgelenkt wird. Im letzteren Falle ist wohl auch der stärkere Impuls der Gegenseite von Bedeutung, der, in die homologe Muskelgruppe geschickt, eine gleichsinnige Mitbewegung im Keime erstickt.

Wir wollen nun weiter die Resultate bei den noch ausstehenden Bewegungen der o. E. prüfen, die der u. E. damit vergleichen und alle sonst beobachteten Mitbewegungen zufügen. Mitbewegungen in Schulter und Oberarm waren bei fast allen Kindern bereits latent geworden oder nur so schwach angedeutet, daß praktisch keine Vergleiche möglich waren. Eben nachweisbar waren die Mitbewegungen bei Außen- und Innenrotation des Oberarms, bei Pro- und Supination des Unterarms; erst durch Erschwerung und mehrfache Wiederholung der Bewegung wurden sie hier relativ deutlich. Darum waren auch keine großen Unterschiede zwischen Hilfsschul- und normalen Kindern zu erwarten. In der Tat fanden sich nur geringe Differenzen in der Intensität der Mitbewegungen; etwa bei 6 der Hilfsschulkinder konnte man von mittelstarken Mitbewegungen reden.

Bei der Bewegung einzelner Finger ließ sich manches Übereinstimmende mit den Schreibübungen bemerken. Beide Male werden Mitbewegungen der linken Hand auf einer bestimmten Stufe unterdrückt, dort durch optische Kontrolle der linken Hand selbst, hier der rechten.

Ganz grob kann man wohl drei Entwicklungsstadien für diese Bewegungen unter den Kindern feststellen. Das erste ist das der motorischen Überflußwirtschaft, wo die Impulse regellos in homolaterale und homologe Muskeln fahren und die eigentlich geplante Bewegung noch nicht recht zustande kommt. Darauf folgt in fließenden Übergängen ein Stadium, das durch beginnende Hemmung und Differenzierung gekennzeichnet ist. Die Kinder fangen an, sich große Mühe zu geben, die Bewegung auszuführen; durch stark konzentrierte Aufmerksamkeit und durch Einfluß des Optischen kommen die kontralateralen Mitbewegungen immer mehr in Fortfall. An ihre Stelle treten vorerst noch stärkere unzweckmäßige homolaterale Mitbewegungen, die aber später durch sensible Bewegungserfahrungen gehemmt werden. Für den Zeigefinger gelingt diese Hemmung meist schon relativ früh, manchmal auch für den dritten und vierten Finger, und so schiebt sich zwischen die oben geschilderten Entwicklungsstufen ein nicht scharf umrissenes drittes Stadium, in dem isolierte Bewegungen des rechten oder linken Zeigefingers etwa schon gut möglich sind und streng identische Mitbewegungen erzeugen können, wo aber im übrigen die Beherrschung der motorischen Mittel noch nicht vollkommen ist. Diese Entwicklungsstufen lassen sich schon bei den Hilfsschulkindern feststellen, noch deutlicher bei den normalen.

Auf die vier Schulklassen der Hilfsschule verteilten sich die Mitbewegungen folgendermaßen:

Tabelle IV.
Mitbewegungen bei Bewegungen des Zeigefingers und einzelner Finger überhaupt:

	1. Klasse	2. Klasse	3. Klasse	4. Klasse
Mitbewegung homolateral und kontralateral an allen Fingern	2	7	7	10
Mitbewegung nur homolateral an allen Fingern	7	3	3	1
Mitbewegung vom rechten zum linken Zeigefinger	8	9	6	3
Mitbewegung vom linken zum rechten Zeigefinger	7	4	1	2

Tabelle V.
Gesamtresultat der Fingerbewegung bei Hilfsschulkindern und normalen.

	Hilfsschüler	Normale Schüler
Mitbewegung homolateral und kontralateral an allen Fingern	26	18
Mitbewegung nur homolateral an allen Fingern	14	22
Mitbewegung vom rechten zum linken Zeigefinger	26	28
Mitbewegung vom linken zum rechten Zeigefinger	14	10

Das Gesamtresultat der Hilfsschule dem aus der normalen Schule gegenüber gestellt, ergab den Schluß, daß die jüngeren Hilfsschulkinder zu den älteren in ganz ähnlichem Verhältnis stehen wie die Minderbegabten überhaupt zu den Normalen.

Die Ergebnisse bei Bewegungen der u. E. waren zunächst sehr überraschende. Hier traten die homolateralen Mitbewegungen ganz in den Hintergrund hinter außerordentlich starke Synkinesien in beiden Händen. Beim Spreizen der Zehen wurden auch bei den älteren Kindern, ja selbst bei den normalen, diese Mitbewegungen kaum je vermißt; ganz unabhängig, in welchem Bein die primäre Bewegung ausgeführt wurde, waren sie entweder in beiden Händen gleich stark, oder sie bevorzugten konstant die rechte oder die linke Seite. Bei den jüngsten Hilfsschulkindern konnte man die allerstärksten Mitbewegungen beobachten, in fast gleicher Stärke beim Ab- und Adduzieren und fast immer in beiden Händen. Der Impuls breitete sich sehr oft auch auf das Gesicht aus; in ausgesprochenen Fällen wurden Mund und Augen geöffnet und geschlossen, die Stirne in Falten gezogen und die Zunge vorgeschoben. Eine geringe Abnahme der Mitbewegungsstärke war mit zunehmendem Alter besonders unter den normalen Kindern festzustellen; vor allem fehlten bei letzteren meistens die Mitbewegungen im Gesicht, auch fiel die Spreizbewegung hier sehr oft stärker aus als die Adduktionsbewegung. Ferner verlegten diese Kinder den Impuls sehr oft konstant stärker nach rechts.

Bei allen anderen Bewegungen des Fußes und der u. E. überhaupt waren derlei Mitbewegungen überhaupt nicht zu beobachten. Die selten in Erscheinung tretenden Synkinesien in den Händen bei Dorsal- und Plantarflexion sind, da sie fast stets nur homolateral vorkommen, sicher ganz anderer Natur und vielleicht eher den induzierten Tonusreflexen zuzurechnen.

Während die Spreizbewegungen der Füße mit solcher Konstanz Mitbewegungen hervorriefen, fehlten die Synkinesien eigentlich immer an der u. E., wenn umgekehrt die obere bewegt wurde. Manchmal sah man im Anfang einen oder zwei Impulse hingelangen, doch sie waren zu inkonstant und zu schwach, als daß man sie genauer hätte erfassen können; hinzu kam ja auch immer, daß die meisten Kinder ihre Zehen nur sehr ungeschickt bewegen können. Trotz allem ließ sich zeigen, daß solche Mitbewegungsandeutungen in der u. E. bei den Hilfsschulkindern etwa dreimal so häufig waren.

Das legte den Gedanken nahe, daß auch diese Mitbewegungen vielleicht ganz anders geartet sind als die bei den Spreizbewegungen der Zehen. Dort mußte sekundär der Impuls so stark sein, um die Bewegung einzuleiten und wurde von allen Seiten verstärkt, hier handelt es sich wohl um eine primäre Irradiation in alle Extremitäten, deren Hemmung sehr früh geübt wird.

Die Richtigkeit dieses Gedankens scheint auch die Tatsache zu bestätigen, daß eine Bewegung, die auf besondere Aufforderung hin mit möglichst großer Kraft ausgeführt wird — und das wird von normalen Kindern besser fertig gebracht — sogar bei diesen stärkere, und zwar die heftigsten Mitbewegungen erzeugt. Wird z. B. die Hand mit größter Kraft zur Faust geschlossen, so kommt es hier fast in einem Drittel der Fälle zur Plantarflexion der Zehen oder auch zu Supination der Füße.

Identische Mitbewegungen in der kontralateralen Extremität waren ebenso schwach wie die von Hand zu Fuß. Sehr oft waren sie gar nicht zu bemerken, und, wenn das bei ihrer Inkonstanz überhaupt zu entscheiden möglich war, fehlten sie vielleicht noch öfter bei den Hilfsschulkindern. Ob da ein Zusammenhang mit der verschiedenen Geschicklichkeit besteht, das zu entscheiden ist nicht möglich.

Am nächsten verwandt den Spreizmitbewegungen der Hände sind vielleicht die von Dräseke beobachteten Mitbewegungen beim Öffnen des Mundes. Diese sind auch relativ unabhängig von Alter und Intelligenz und sowohl bei normalen wie bei Hilfsschulkindern in etwa $^3/_4$ der Fälle nachweisbar mit dem einzigen Unterschied zwischen beiden, daß die Mitbewegungen der normalen Kinder meistens rechts oder links vorhanden sind, die der Hilfsschulkinder ebenso oft beiderseits.

Die von Fröschels beschriebene Mitbewegung, das Vorschieben des Unterkiefers beim Zeigen der Zähne, war etwas häufiger bei den Hilfsschulkindern. Bei den normalen Kindern hingegen fiel oft eine Spreiz- und Greifbewegung in Zeigefinger und Daumen auf; die beiden Finger wurden voneinander entfernt (ab- und adduziert) und leicht gebeugt, doch war die Bewegung nicht immer genau die gleiche. — Auch beim Öffnen und Schließen der Augen wurden Mitbewegungen beobachtet, besonders wenn die Bewegung sehr energisch ausgeführt wurde. Beim kräftigen Augenschließen wurde manchmal die Hand zur Faust geballt oder der Daumen oder die Finger adduziert, beim Weitaufmachen kam es zu mehr oder minder intensiven Spreizbewegungen der Finger. Neben diesen Mitbewegungen, die, wenn auch nur eben angedeutet, manchmal schon bei normalen Kindern nachzuweisen waren, zeigten die Hilfsschulkinder noch besondere Mitbewegungen. Besonders unter den jüngsten Kindern war es deutlich, wie oftmals ein Augenschließen nur mit Senken des Kopfes möglich war, ein Augenöffnen von Kopfheben begleitet wurde. In der 4. Klasse war das bei mehr als der Hälfte der Kinder deutlich.

2. Die Verteilung der Mitbewegungen auf die rechte und die linke Seite.

Bei all den bis jetzt geschilderten Mitbewegungen blieb ein wichtiger Punkt unerörtert, das ist ihre Verteilung in Häufigkeit und Intensität auf die rechte und linke Seite. Die eindeutigsten Ausschläge gibt uns da die Ab- und Adduktionsbewegung der Finger. Weil weder Ab- noch besonders Adduzieren im Kindesalter geübt wird, ist diese Bewegung in der Stärke der dazu gehörigen Mitbewegung ein einwandfreier Indikator für die Entwicklungsstufe des Kindes. Stellen wir noch einmal die Ergebnisse der Mitbewegungen bei normalen und Hilfsschulkindern in dieser Beziehung einander gegenüber:

Tabelle VI.
Verteilung der Mitbewegungen-Stärke auf die rechte und linke Seite.

1. Ab- und Adduzieren der Finger

	bei normalen Kindern	bei Hilfsschulkindern
bei Bewegungen der rechten Hand mehr Mitbewegungen auf der linken Seite . .	46 ×	47 ×
bei Bewegungen der linken Hand mehr Mitbewegungen rechts	34 ×	24 ×
beiderseits gleichviel Mitbewegungen . . .	—	8 ×
keine Mitbewegungen	—	1 ×

2. Faustmachen

	bei normalen Kindern	bei Hilfsschulkindern
der rechten Hand mehr Mitbewegungen links	34 ×	42 ×
der linken Hand mehr Mitbewegungen rechts	46 ×	32 ×
beiderseits gleichviel Mitbewegungen . .	—	5 ×
keine Mitbewegungen	—	1 ×

3. Beugen — Strecken der Finger

	bei normalen Kindern	bei Hilfsschulkindern
der rechten Hand mehr Mitbewegungen links	52 ×	40 ×
der linken Hand mehr Mitbewegungen rechts	20 ×	28 ×
beiderseits gleichviel Mitbewegungen . . .	8 ×	10 ×
keine Mitbewegungen	—	2 ×

4. Daumen-Bewegungen
(Ab- und Adduzieren, Beugen und Strecken)

	bei normalen Kindern	bei Hilfsschulkindern
bei Bewegung des rechten Daumens mehr Mitbewegungen links	36 ×	26 ×
bei Bewegung des linken Daumens mehr Mitbewegungen rechts	20 ×	31 ×
beiderseits gleichviel Mitbewegungen . .	8 ×	6 ×
beim Abduzieren mehr links, beim Beugen mehr rechts Mitbewegungen	12 ×	9 ×
beim Abduzieren mehr rechts, beim Beugen mehr links Mitbewegungen	4 ×	2 ×
hauptsächlich homolaterale Mitbewegungen	—	5 ×

Vielleicht ist die Links-Rechts-Verteilung auf die einzelnen Stärkegrade der Mitbewegungen von einiger Bedeutung. Da muß wiederum die Spreizbewegung die wertvollsten Resultate geben, denn nur hier ist stärkste Mitbewegung hervorgerufen durch hemmungslose Impuls-Irradiation; ganz anders z. B. der Faustschluß, wo die Stärke der Mitbewegungen sehr stark abhängig ist von der willkürlichen Intensität. Treten hingegen bei der Spreizbewegung sehr starke Mitbewegungen auf, so beweist das fast stets eine niedrige Entwicklungsstufe des betreffenden Kindes. Und wenn auf dieser niedrigen Entwicklungsstufe, was in der Tat der Fall ist, schon eine Bevorzugung der linken Seite in der Zahl der Mitbewegungen hervortritt, läßt das an eine primäre Inferiorität der linken Seite denken.

Tabelle VII.

Die Verteilung der Mitbewegungen bei allen Hilfsschulkindern.

	starke Mitbewegungen	mittlere Mitbewegungen	schwache Mitbewegungen
mehr Mitbewegungen rechts . .	11 ×	11 ×	2 ×
mehr Mitbewegungen links . . .	18 ×	26 ×	3 ×
beiderseits gleichviel Mitbewegungen	6 ×	—	2 ×

Durch die mit dem Alter zunehmende Lateralisation der Hirnfunktionen wird die Inferiorität der linken Körperseite noch gesteigert, gleichzeitig mit der Einschränkung der unzweckmäßigen Mitbewegungen. In einem späteren Stadium, also mit schwachen und vielleicht noch mittelstarken Mitbewegungen, wären immer ausgeprägter die stärkeren Mitbewegungen links zu erwarten. Unser Resultat an den 40 normalen Kindern spricht nicht dagegen, reicht natürlich bei dem kleinen Material nicht aus, die zunehmende Inferiorität der rechten Hirnhälfte deutlich zu erweisen:

Tabelle VIII.

(Untersuchung an Hilfsschulkindern.)

Die verschiedene Stärke der Mitbewegungen in ihrer Verteilung auf rechte und linke Hand.

	Davon:		
9 × starke Mitbewegungen . . .	4 × mehr links	4 × mehr rechts	1 × beiderseits gleichviel
18 × mittelstarke Mitbewegungen . .	10 × ,, ,,	8 × ,, ,,	—
13 × schwache Mitbewegungen . . .	9 × ,, ,,	4 × ,, ,,	—

Würde die Spreizbewegung schon während der Entwicklungszeit zur endgültigen Superiorität der linken Hirnhälfte stark geübt, dann käme vielleicht ein Bild zustande, ähnlich dem bei der Bewegung des Daumens oder bei Faustschluß. Die primäre Inferiorität der linken Seite müßte dann ausgeglichen erscheinen, ja zeitweise durch stärkere Impulse nach links überdeckt werden können, bis dann erst allmählich der Links-Rechts-Unterschied wieder deutlich wird. Curschmann hatte betont, daß bei Spreizbewegungen auf der linken Seite die Mitbewegungen auf der rechten Seite stärker seien und es auch wegen des stärkeren Impulses, der links nötig sei, sein müßten. Nach unseren Resultaten spielt die Impulssteigerung nur auf einer bestimmten Stufe, für die eine Bewegung relativ früh, für die andere spät, maßgeblich in die Lateralisation der Mitbewegungen hinein. Auf einer höheren Entwicklungsstufe, die durch schwache Mitbewegungen gekennzeichnet ist, setzt sich die Superiorität der linken Hemisphäre wieder durch. Vielleicht ist es zum Teil dem Zufall zuzuschreiben, daß die nachfolgenden Resultate ganz in dem Sinne sprechen:

Tabelle IX.
Mitbewegungen beim Faustmachen.
Davon: a) bei Faustschluß r. b) Faustschluß links.

29 × starke Mitbewegungen....	16 × mehr links	8 × mehr rechts	5 + beiderseits gleich	
42 × mittelstarke Mitbewegungen..	20 × „ „	22 × „ „	—	
8 × schwache Mitbewegungen....	6 × „ „	2 × „ „	—	

Mitbewegungen bei Daumen-Bewegungen.
Davon: bei Bew. r., bei Bew. links.

10 × starke Mitbewegungen.	2 × mehr l.	3 × mehr r.	5 × bd. s.	—	—
51 × mittelstarke Mitbewegungen	13 × „ „	23 × „ „	—	8 × Add. l. Beugen r.	2 × Add. r. Beugen l.
18 × schwache Mitbewegungen	11 × „ „	5 × „ „	1 × bd. s.	1 × Add. l. Beugen r.	—

Noch etwas ist vielleicht aus diesen Zahlen zu ersehen. Die relativ hohe Zahl der starken Mitbewegungen bei der so geübten Bewegung des Faustmachens zeigt an, daß hier schon in hohem Maße eine sehr hohe Impulssteigerung als Mitbewegungsursache in Betracht kommt. Dafür spricht auch, daß gerade hier die starken Mitbewegungen auf der linken Seite vorhanden sind, vielleicht nicht allein durch eine primäre Superiorität der rechten Seite. — Ähnliche Ergebnisse fanden sich bei den normalen Kindern, nur waren hier die Mitbewegungen im Entwicklungsstadium viel ausgesprochener stärker rechts; die Superiorität der linken Hemisphäre tut sich erst für die schwachen Mitbewegungen wieder kund in stärkeren Mitbewegungen auf der linken Seite. Vielleicht lernen normale Kinder es früher, die Inferiorität durch gesteigerte Impulse auszugleichen, noch ehe die eigentliche Entwicklung der geistigen Fähigkeiten beginnt.

Ganz auffallend unter all den verschiedenen Mitbewegungen war, wie mit fast absoluter Beständigkeit beim Pronieren und Supinieren, Aus- und Einrollen des Armes, die stärkeren Mitbewegungen von links nach rechts hin auftraten. Daß hier die Impulssteigerung auf der linken Seite besonders groß sein müßte, ist keine vollbefriedigende Erklärung. Es wäre interessant nachzuforschen, ob sich Linkser ganz umgekehrt verhalten. Unter den 80 Kindern war nur ein sicher sekundärer Linkser, und bei einem anderen war es wahrscheinlich. Beide machten die gleichen Mitbewegungen rechts beim Pro- und Supinieren. Ein einziger Linkshänder befand sich unter den normalen Kindern. Dieser hatte links die stärkeren Mitbewegungen bei Pro- und Supination, die Spreizmitbewegungen hingegen erschienen rechts deutlicher. Er hatte rechts schreiben gelernt und schrieb ganz im Gegensatz zu den anderen Kindern seines Alters links auffallend ungelenk Normalschrift; sehr oft verfiel er in Spiegelschrift. Bei der Prüfung auf Stellreflexe sah man ein deutliches Ansteigen des linken Armes.

3. Besondere Betrachtung der homolateralen Mitbewegungen und die der Haltungs- und Stellreflexe.

Kehren wir nun zurück zur Schilderung der Mitbewegungen überhaupt, so bliebe noch übrig, kurz einmal im Zusammenhang auf die homolateralen Mitbewegungen einzugehen. Nach O. Förster sind von vornherein starke unzweckmäßige homolaterale Mitbewegungen dort zu erwarten, wo die Verwertung sensibler Eindrücke nicht erlernt worden ist. Bei jeder neuen Bewegung und bei Bewegungen mit sehr großer Kraft ist das für jeden Menschen der Fall; wieviel mehr müßten da bei minderbegabten Kindern unzweckmäßige Mitbewegungen zu finden sein. Die Resultate scheinen auch zu bestätigen, daß gewisse Beziehungen bestehen zwischen dem Ausmaß der unkoordinierten Bewegungen und der Intelligenz. Doch gilt das nicht allgemein. Auch lassen sich nur die Resultate an der oberen Extremität in diesem Sinne verwerten. Das Heben des gestreckten Beines ergab in manchen Fällen ohne Unterschied der normalen und der Hilfsschulkinder Anklänge an eine Beugesynergie, die beim Heben gegen Widerstand mehr oder weniger vollkommen werden konnte. Dorsalflexion trat fast immer auf, hinzu gesellte sich oft Beugung in Knie und Hüfte. Auch auf das andere Bein sprang der Impuls über; hier kam es sehr häufig — und das war bei den Hilfsschulkindern sehr viel ausgesprochener als bei den normalen — zu vollkommenen Beugesynergien, so daß die Mitbewegung die eigentliche Bewegung weitaus an Stärke übertraf. Sehr oft griff der Impuls auch auf die oberen Extremitäten über: einseitig oder beiderseits wurden die Fäuste geballt, in einem Fall gar die Arme gehoben. Dieselbe Beugesynergie konnte einzelne Male beobachtet werden, wenn man das gebeugte Knie passiv gegen Widerstand streckte. Endlich wurde selbst der reflektorische Reiz (z. B. Stich in die Fußsohle) oft mit vollkommener Beugesynergie beantwortet; bei einem Jungen mit mongoloider Idiotie wurden beide Beine gleich heftig angezogen, sobald man nur die Fußsohle berührte. Abgesehen von solchen einzelnen Fällen bestanden aber an der u. E. keine wesentlichen Unterschiede im Ausmaß der homolateralen Synkinesien; anders an der o. E. Während die normalen Kinder durchschnittlich eine ihrem Alter entsprechende Beweglichkeit und innerhalb geringer Grenzen schwankende Geschicklichkeit bewiesen, waren bei den Hilfsschulkindern zum Teil ungeheuer starke Mitbewegungen zu sehen und die größten Unterschiede in der Geschicklichkeit. In vier Fällen fanden sich gar verschiedene Symptome, wie sie sonst auf die Läsion der Pyramidenbahn hindeuten: beim Faustschluß wird der Daumen mit eingeschlagen, mehrfach gelingt isolierte Opposition des Daumens nicht, die Finger werden im Grundgelenk mitgebeugt, manchmal können sie überhaupt nicht ohne den Daumen oder auch nicht einzeln bewegt werden. Neben diesen extremen Fällen kommen alle Grade gesteigerter unzweckmäßiger Mitbewegungen vor: bei Bewegungen der Finger kann der ganze Arm, ja der ganze Körper in Mitleidenschaft gezogen werden. Vor allem sind auch hier die Gesichtsmitbewegungen typisch und fehlen selten. Es ist auffallend, daß starke homolaterale Mitbewegungen nicht verknüpft sind mit starken Mitbewegungen der Gegenseite; die identischen Mitbewegungen vertragen sich anscheinend gut mit einer gewissen Geschicklichkeit, und die mittelstarken oder schwächeren können sehr wohl mit den stärksten homolateralen gleichzeitig vorkommen. Schreibt doch auch nicht eines von diesen vier ungeschicktesten links Spiegelschrift, und sind auch die Spiegelschrift schreibenden Kinder nie besonders durch homolaterale Mitbewegungen ausgezeichnet.

Eine engere Beziehung scheint zwischen homolateralen Mitbewegungen und Haltungs- und Stellreflexen zu bestehen. Unter

13 Kindern mit besonderen Störungen der Motorik boten 8mal die Stellreflexe ein abnormes oder zum mindesten sehr wechselndes Bild. Beide vorgestreckten Arme sinken bei geschlossenen Augen sehr schnell ab, oder der eine oder der andere Arm hat mehr Tendenz zur Beugung, zur Pronation, die Finger werden stets abduziert. Passives Drehen und Wenden des Kopfes verläuft nicht wie normal ganz symptomlos, sondern ist von Einfluß auf die Stellung der Arme. Meistens wird der Kieferarm vorgebracht, gestreckt und innenrotiert, manchmal dabei der Schädelarm leicht gebeugt. Im Liegen hat die Drehung des Kopfes vielleicht in ganz seltenen Fällen Einfluß auf die Art der Mitbewegungen, indem sie ganz selten einmal beim Heben gegen einen Widerstand das mitbewegende Bein im Sinn der Innen- und Außenrotation verlagert, je nachdem ob es Kiefer- oder Schädelbein ist. Manchmal schien es auch so, als wiche nicht nur ein Arm, sondern der ganze Körper nach einer Seite ab, doch war das nicht jedesmal der Fall. Zweimal hatten beide Arme etwas Beugetendenz, wodurch eine Pseudokonvergenz zustande kam; zweimal wurden beide gleichmäßig stark proniert. Sehr häufig unter allen Kindern insgesamt war die paradoxe Abweichreaktion, d. h. das Abweichen der vorgestreckten Arme zu der dem Kopf abgewandten Seite, entweder einseitig oder doppelseitig; manchmal wichen nur die Hände paradox ab. Auch konnte man die Steigereaktion der Arme nicht absolut regelmäßig beobachten; wo sie vorhanden war, bevorzugte sie stets die rechte Seite mit Ausnahme zweier Linkser, bei denen der linke Arm mehr anstieg. Im allgemeinen ist zu sagen, daß alle diese Phänomene nicht mit absoluter Gleichmäßigkeit auftraten. Nach Schilder würde man die Lokalisation dieser Störungen in den großen motorischen Ganglien zu suchen haben und vielleicht eben diese auch für die Stärke der homolateralen Mitbewegungen verantwortlich zu machen haben.

Nicht ganz eindeutig waren die Resultate bei der Prüfung des Imitationsphänomens. Schilder und Hoff machen einen ausdrücklichen Unterschied zwischen Imitieren aus extremer Beugung und extremer Streckung des Beins. Bei der Imitation des halbgebeugten Beines durch das extrem gebeugte andere soll eine gewisse Überstreckung physiologisch sein. Imitiert das maximal gebeugte Bein sogar in Hyperflexion, so gilt damit nach Schilder das zerebellare Imitationsphänomen als sicher erwiesen.

Diese Untersuchungen ergaben ein anderes Bild: Während beim gewöhnlichen Versuch nur in ein paar seltenen Fällen das Phänomen positiv zu sein schien, war es aus extremer Beugung fast ausnahmslos mehr oder minder vorhanden. Fast stets blieb das imitierende Bein stärker gebeugt, nie wurde eine Überstreckung beobachtet.

b) Die Ergebnisse bei besonders auffallenden Hilfsschulkindern.

1. Bei körperlich stigmatisierten Kindern.

Die Prüfung der Stellreflexe ergab neben manchen Beziehungen zu den Mitbewegungen zusammen mit anderen neurologischen Zeichen noch sonst Hinweise auf etwa vorhandene organische Defekte. Manchmal kamen auch schon äußerlich sichtbare Zeichen hinzu, um den Verdacht auf ein organisches Leiden zu bestärken. Eine Reihe von Kindern trat so stark aus dem Rahmen der allgemeinen Darstellung, daß ihre gesonderte Beschreibung nötig schien, teils zum Verständnis der pathologischen Kinder überhaupt, teils zum Verständnis der Mitbewegungen. Nach diesen beiden Gesichtspunkten ließen sich zwei Gruppen von Kindern unterscheiden.

Der Gruppe der körperbaulich stigmatisierten Kinder gehören mit Deutlichkeit 9 Kinder an, der der auch neurologisch gekennzeichneten etwa 14; hier ist eine scharfe Grenze nicht zu ziehen.

Unter den 9 ersteren weisen 4 eine überaus starke Fettsucht auf; sicher liegt hier eine innersekretorische Störung zugrunde. Bei drei weiteren unter den 9 läßt die Form und der Umfang des Schädels auf einen Hydrozephalus schließen. Bei einem ist eine Lues congenita sichergestellt, das neunte Kind zeigt neben starken rachitischen Zeichen deutlichen Zwergwuchs. Von den vier adipösen Kindern läßt sich ganz allgemein sagen, daß sie sehr schnell ermüden. Diese Ermüdbarkeit tritt deutlich an den Stellreflexen zutage. Die „Tendenz zur bequemen Haltung" ist hier enorm. Stets werden die Hände stark proniert, die Arme sind im Ellbogengelenk leicht gebeugt und sinken sehr schnell ab, manchmal unter gleichzeitigem Abweichen nach außen. Alle vier Kinder sind wenig geschickt und durch starke homolaterale Mitbewegungen ausgezeichnet, besonders im Anfang der Bewegung. Dann treten auch die Gesichtsmitbewegungen deutlich hervor. Auffallend ist die geringe Intensität der homologen Synkinesien; scheinbar setzt hier die Ermüdung so früh ein, daß der Impuls schon in dem Moment zu Mitbewegungen nicht mehr ausreicht, wo sie bei normalen Kindern erst mit höchster Kraft einsetzen würden. Darum ist auch Wiederholung und Erschwerung der Bewegung völlig ohne Einfluß auf die Stärke der Mitbewegungen; höchstens Komplizierung vermag sie im Anfang zu steigern. — Ganz anders die Mitbewegungen beim Typ des Hydrozephalus. Hier treten allemal die stärksten identischen Mitbewegungen auf; bei einem 8jährigen Jungen waren sie auch beim Pronieren-Supinieren, Aus- und Einrollen des Oberarmes von großem Ausmaß, selbst bei Beugen und Strecken des Unterarmes konnte man sie beiderseits sehr deutlich nachweisen. Auch mit größter Mühe waren sie nicht überall unterdrückbar und begleiteten alle seine spontanen Bewegungen. Er schloß stets beide Augen zugleich, schrieb mit der linken Hand Spiegelschrift und erschien im übrigen nicht sonderlich ungeschickt. Die Prüfung der Stellreflexe ergab nur insofern Besonderes, als beim Drehen des Kopfes der Kieferarm stark vorgeführt, gestreckt und innenrotiert, der Schädelarm hingegen leicht adduziert und gebeugt wurde. Durch Erschwerung, z. B. Belastung des bewegenden Armes, wurden die Mitbewegungen nicht mehr gesteigert; Komplizierung der primären Bewegung verringerte sie vielleicht ein wenig. — Das zwergenhafte Kind schien auch in der Entwicklung seiner Bewegungsfähigkeiten zurückgeblieben. Trotz seiner 11 Jahre schrieb es links nur reine Spiegelschrift und machte noch derartig ungeschickte Bewegungen, daß der ganze Körper, auch das Gesicht, stark mit in Aktion geriet. Da die Bewegung des Spreizens z. B. selbst nur schwach glückte, war der Impuls natürlich auch für die Gegenseite gering; die identischen Mitbewegungen waren zeitweise nur schwach und, da die rechte Seite immerhin geschickter war, links stärker als rechts. — Der Junge mit der kongenitalen Lues bot in seinen Mitbewegungen nichts Besonderes.

2. Bei neurologisch gekennzeichneten Kindern.

Es sollen nun im folgenden noch 6 der Kinder ausführlicher beschrieben werden, die in den Symptomen, die sie zeigten, weit über den Durchschnitt der Bewegungsstörungen bei Hilfsschulkindern hinaus gingen oder etwas abseits von allen übrigen standen.

1. A. M., 14 Jahre, ♀.

Gesamteindruck: Auffallende Bewegungsarmut, Amimie; spastischer Gang des rechten Beines, rechtes Bein ist verkürzt. Rechter Daumen wird eingeschlagen, die anderen Finger gebeugt, in den Fingergrundgelenken besteht Hyperextension. Beim Lauf wird der rechte Unterarm gebeugt gehalten.

Neurologischer Befund: P.S.R. und A.S.R. rechts gesteigert, Babinski, Oppenheim —, Mendel-Bechterew, Rossolimo (+). Auch die Armreflexe sind rechts gesteigert; Mayer ist leicht herabgesetzt, Babinski sup. —. Die Bauchdeckenreflexe sind rechts herabgesetzt. Gestörte Lage- und Bewegungsempfindung rechts. Sensibilität, Schmerzempfindung o. B. Die Opposition des Daumens ist rechts erschwert, der rechte Zeigefinger kann nicht allein bewegt werden. Eine vollständige Beugung der Finger gelingt nicht wegen Hyperextension in den Fingergrundgelenken. Beim Faustmachen wird der Daumen nicht zwangsläufig eingeschlagen. Supination rechts o. B. Beweglichkeit der linken Hand völlig o. B.

Beim Vorstrecken der Arme sinkt der rechte Arm ab, wird stärker proniert als der linke und ganz wenig gebeugt; der kleine Finger wird abduziert. Durch Drehen des Kopfes nach rechts oder links wird die Pronations- und die Sinktendenz noch erhöht. Bei passiver Drehung des Kopfes nach links bei herabhängenden Armen wird die rechte Schulter gehoben, der rechte Arm adduziert und innenrotiert. Kein Einfluß der Stellreflexe auf die Art der Mitbewegungen. Bei passiven Bewegungen des rechten Fußes induzierte Bewegungen in rechte vorgestreckte Hand. Bei Imitieren des rechten Beines durch das linke deutliche Hyperflexion links, auch aus extremer Beugestellung. (A. erlitt angeblich ein Geburtstrauma.)

Mitbewegungen: Bei allen Bewegungen sehr starke Mitbewegungen von links nach rechts; in der linken Hand treten nur schwache Mitbewegungen auf. Die Mitbewegungen rechts sind in ihrer Heftigkeit schmerzhaft und nicht zu unterdrücken, sie begleiten alle Bewegungen und fehlen auch nicht beim Gehen. Bei Bewegungen des linken Zeigefingers treten rechts starke identische Mitbewegungen auf, während die isolierte Bewegung dort sonst nicht möglich ist und die stärksten homolateralen Mitbewegungen erzeugt. Keine Mitbewegungen von Hand zu Fuß; von Fuß zu Hand beim Spreizen der Zehen in beiden Händen sehr starke Mitbewegungen. Beim Beugen, Strecken des Fußes von rechtem Fuß in rechte Hand Mitbewegungen. Heben des Beines ist nur mit Dorsalflexion des Fußes möglich; diese tritt beim Heben gegen Widerstand beiderseits auf, ebenso auch bei passiver Streckung des gebeugten Knies gegen Widerstand. Beim Stich in die Fußsohle erfolgt rechts eine Beugesynergie. Die Komplizierung der Bewegung macht die Mitbewegungen manchmal stärker, Wiederholung nicht. A. schreibt rechts und links Normalschrift, links besser infolge der größeren Übung (spastische Parese rechts).

2. O. B., 13 Jahre, ♂.

Gesamteindruck: Gleichbleibender, mürrischer Gesichtsausdruck. Spastischer Gang des linken Beines. Beugehaltung der linken Hand, linker Daumen wird eingeschlagen; beim Lauf wird auch linker Unterarm gebeugt: es besteht also eine spastische Parese der linken Körperhälfte, deren Entstehung nicht weiter zu klären war.

Neurologischer Befund: P.S.R. und A.S.R. links gesteigert; Babinski, Rossolimo (+). Armreflexe links gesteigert, Mayer beiderseits +, Babinski sup. —. Links leichte Fazialisparese. Die Opposition des Daumens ist links erschwert, einzelne Finger können nicht bewegt werden. Supination. Faustmachen o. B. Beim Vorstrecken der Arme leichte Beugung und Pronation links; durch Drehen des Kopfes das verstärkt. Bei passiver Drehung des Kopfes nach links bei herabhängenden Armen wird rechter Arm innenrotiert und gestreckt; linker Arm o. B. Im Liegen sinkt linker Arm schneller ab, Lagebeharrung o. B. Bei passiver Bewegung großer Gelenke an der u. E. sind nur im linken Arm induzierte Tonusreflexe nachzuweisen. Bei Imitieren des linken Beines durch das rechte tritt rechts deutliche Hyperflexion auf, auch aus extremer Beugung.

Mitbewegungen: Die Mitbewegungen sind stets rechts stärker als links für alle Bewegungen, doch erreicht ihre Stärke nur geringe Höhe. Die Ungeschicklichkeit der Hände ist sehr groß; besonders bei Bewegung der linken Finger erscheinen eine Unmenge homolateraler unzweckmäßiger

Mitbewegungen; homologe Mitbewegungen werden hier beiderseits vermißt. Alle isolierten Bewegungen der u. E. sind möglich; beim Spreizen der Zehen treten nur in der rechten Hand schwache Mitbewegungen auf; von Hand zu Fuß sind sie auch nur rechts angedeutet. O. schreibt links nur sehr ungeschickt Normalschrift, auffallenderweise ohne Andeutungen von Spiegelschrift. Durch Komplizierung, Erschwerung und Wiederholung selbst werden links keine stärkeren Mitbewegungen hervorgerufen; rechts dagegen können sie ungeheuer wachsen. In diesem Fall konnte weder das rechte noch das linke Auge einzeln geschlossen werden.

3. P. Q., 9 Jahre, ♂.

Gesamteindruck: Wirkt äußerst ungeschickt und steif, rechter Arm wird immer etwas gebeugt gehalten. Gang ist schwerfällig, vielleicht mehr durch rechtes als durch linkes Bein.

Neurologischer Befund: Reflexe an o. und u. E. beiderseits lebhaft, rechts mehr. Babinski, Oppenheim, Babinski sup. —. Mayerscher Grundreflex +. Am rechten Arm besteht erhöhter Dehnungswiderstand, die Opposition des Daumens ist rechts nur mit Beugung aller Finger im Grundgelenk möglich. Beim Faustmachen wird der Daumen oft mit eingebeugt; starke Streckung der Hand gelingt nicht, die Finger werden dabei gebeugt. Isolierte Bewegung des rechten Zeigefingers gelingt nicht; der ganze Körper gerät in Mitbewegung. Die Prüfung auf Stellreflexe bei vorgestreckten Armen verlief ohne besondere Ergebnisse; Lagebehaarung o. B. Drehte man passiv den Kopf bei hängenden Armen, beobachtete man beiderseits Adduktion, Vorführen und Innenrotation des Kieferarms, leichte Beugung des Schädelarms. Die passive Bewegung großer Gelenke erzeugte keine Stellreflexe auf vorgestreckte Arme. Die Stellreflexe sind ohne jeden Einfluß auf die Mitbewegungen, das Imitationsphänomen ist ganz o. B.

Mitbewegungen: Die homologen Mitbewegungen sind ganz im Gegensatz zu den besonders umfangreichen homolateralen Mitbewegungen nur schwach. Sie sind hier stets links stärker, selbst bei Supinieren und Pronieren, bei Aus- und Einrollen des Armes. P. schreibt links nur sehr mangelhaft Normalschrift; dabei vertauscht er die Buchstaben in ihrer Reihenfolge. Wenn er versucht, die einzelnen Finger zu bewegen, überwiegen die homolateralen Mitbewegungen über auch vorhandene kontralaterale. Von Hand zu Fuß treten ab und zu sprunghaft Mitbewegungen beim Spreizen auf; von Fuß zu Hand sind die Mitbewegungen auch nur schwach, da die Bewegung nicht zustande kommt. Sehr ausgesprochen sind die Mitbewegungen des Gesichts: Der Mund wird geöffnet und wieder geschlossen, die Augen zugekniffen. Isolierte Bewegungen des Fußes sind nur mit größter Mühe möglich. Der Widerstand auch der stärksten Impulse ist sehr leicht zu überwinden, die Mitbewegungsstärke daher kontralateral nicht groß. Komplizierung einer Bewegung ist völlig zwecklos: Die homolateralen Mitbewegungen werden ungeheuer groß. Nur das linke Auge kann allein geöffnet und geschlossen werden, Öffnen und Schließen ist mit Heben und Senken des Kopfes verbunden. (Über irgendwelche Erkrankungen P.s ist nichts bekannt.)

4. A. A., 10 Jahre, ♀.

Fall von mongoloider Idiotie. Typischer Mongolismus mit starker Hyperflexibilität. Die Hände können sehr stark überstreckt werden, der Rumpf übermäßig gebeugt; sie macht tänzelnde Schritte und geht auf den Zehen. Auf Anrede reagiert sie mit stereotypen ausfahrenden Bewegungen. Sie läßt sich nicht regelrecht untersuchen, da sie niemals auf Aufforderung hin handelt. Ihre Schrift ist noch sehr schlecht, links reine Spiegelschrift. Beim Mundöffnen spreizt sie die Finger der rechten Hand, beim Fingerspreizen und Faustmachen treten beiderseits sehr starke Mitbewegungen auf. Ob diese ganz zu unterdrücken sind, war leider nicht zu entscheiden.

Es sind außer diesem Kind noch zwei nicht so typische Fälle von mongoloider Idiotie in der Hilfsschule, von denen das eine Kind sich ebenfalls durch starke Hypotonie der Muskulatur und durch Überbeweglichkeit auszeichnet. In beiden Fällen fand sich die gleiche Abänderung der Stellreflexe: stärkeres Absinken des rechten Armes mit Pronation der Hand und Abduktion der Finger. Auf Stich in die Fußsohle antwortete das eine der beiden Kinder, wie schon beschrieben, mit stärkster Beugesynergie, die gleichzeitig ebenso stark auf das andere übersprang. Die Mitbewegungen waren hier beide Male nicht sonderlich stark, weder die homologen noch die homolateralen. Doch war wegen Mangel an Einstellungsfähigkeit bei den Kindern keine exakte Probe zu machen. — Es sei hier noch ein viertes Kind erwähnt mit dem Mongolismus verwandten Zügen: Überbeweglichkeit, stereotypen Bewegungen, sehr viel Grimassieren, Herausstecken der abnorm großen Zunge. Es war ganz unmöglich, dies sehr erregte Kind zu untersuchen. Es schreibt links in vollkommener Spiegelschrift.

5. H. D., 8 Jahre, ♂.

Gesamteindruck: Ein für sein Alter sehr großer und ziemlich adipöser Junge mit mißgebildetem Schädel und stumpfem Gesichtsausdruck; auffallende Amimie. Beim Gang bestehen dauernde Gesichtsmitbewegungen, außerdem wird die rechte Seite vorgeschoben, die rechte Schulter vorgeführt, der rechte Arm schlenkert besonders viel.

Neurologischer Befund: Die Patellarreflexe sind zuerst gesperrt, dann ziemlich lebhaft. A. S. R. vorhanden, aber gehemmt; Babinski tritt verspätet ein. Armreflexe sind rechts schwach; es besteht starker Rigor der Arme. Babinski sup. +? Chvosteksches Zeichen (+), Mayer +. Rechts wird beim Strecken der Hände der Daumen eingeschlagen, doch sind isolierte Bewegungen des Daumens möglich. Die Stellreflexe sind wegen der ungeheuren Mitbewegungen am ganzen Körper kaum zu prüfen, doch sind anscheinend außer schnellem Absinken der Arme o. B. Starke Ermüdbarkeit, dann wieder ruckartige Bewegungsimpulse. Es besteht ein Strabismus convergens, doch sind die Augenbewegungen koordiniert. Das Schließen der Augen wird ihm ungeheuer schwer; trotz krampfhafter Anstrengung werden die Augen schon nach Sekunden wieder geöffnet, und bei gleichzeitigem Heben des Kopfes ist Augenschließen schier unmöglich. An o. wie an u. E. ist ein steter Wechsel zwischen Hyper- und Hypotonus der Muskulatur festzustellen, alle Bewegungen sind ruckartig. Augenfußschluß o. B.; kein Vorbeizeigen. Das Imitationsphänomen ist beiderseits +. Die Prüfung des Einflusses der Stellreflexe auf die Mitbewegungen läßt die schnelle Ermüdbarkeit nicht zu. Bei Stich in die Fußsohle kommt auf beiden Seiten eine Beugesynergie zustande. Mitbewegungen: Bei der systematischen Prüfung auf Mitbewegungen fällt die Adiadochokinese der Bewegungen auf und das stets die Hauptbewegung begleitende athetotische Bewegungsspiel. Die homologen Mitbewegungen sind bei sämtlichen Bewegungen von stärkstem Ausmaße ebenso wie die homolateralen, und sie erscheinen nur unvollkommen unterdrückbar. Selbst bei Bewegung der Finger wird kontralateral ein ebenso unzweckmäßiger Bewegungsversuch gemacht. Das Strümpellsche Phänomen ist positiv und erzeugt auf der anderen Seite dieselbe Beugesynergie. Mitbewegungen von Hand zu Fuß sind ebenso stark wie die von Fuß zu Hand, am allerstärksten sind die des Gesichts. Das Schreiben ist sehr unvollkommen, links wechseln Buchstaben in Spiegelschrift mit solchen in Normalschrift. Komplizierung oder Erschwerung einer Bewegung ist völlig ohne Erfolg, dann hört die Bewegung selbst überhaupt auf.

6. M. St., 9 Jahre, ♀.

Die Störungen bei diesem Kind sind nach Angabe der Mutter die Folge einer sehr schweren Geburt; in den ersten Lebenswochen sollen wiederholt Krämpfe beobachtet sein. Gehen lernte sie mit 3 Jahren, die Sprache ist noch jetzt sehr unvollständig. S t a t u s : Es fällt eine eigenartige Gangstörung auf: das linke Bein wird im Knie überstreckt, es besteht ein genu recurvatum. Der Gang ist spastisch und schleifend, ganz besonders beteiligt daran scheint das linke Bein zu sein. Der linke Arm wird gebeugt gehalten, die linken Finger werden gespreizt und im Grundgelenk überstreckt. Im linken Arm sind ständig Mitbewegungen vorhanden, besonders aber im Gesicht solche, die bei Affektäußerung und beim Sprechen sehr stark gesteigert werden. Der Mund ist etwas nach links verzogen, die Sprache unverständlich. Bei passiven Bewegungen der Arme und der Beine fällt ein stets wechselnder Dehnungswiderstand auf. Die Reflexe sind ganz o. B., pathologische Reflexe sind nicht mit Sicherheit nachzuweisen; Mayer ist beiderseits abgeschwächt. — Die vorgestreckten Hände sinken sehr schnell ab; dabei werden sie, der linke Arm mehr als der rechte, proniert und im Ellbogengelenk gebeugt. Diese Reaktion wird durch Drehen des Kopfes nicht sehr beeinflußt. Bei Kopfdrehen im Liegen tritt leichte Supination und Überkreuzung des anderen Beines im Schädelbein auf; bei plötzlicher passiver Drehung des Kopfes gerät der Schädelarm, ja der ganze Körper, mit in Drehbewegung. Geordnete Bewegungen können nicht ausgeführt werden; zur Koordination fehlt es an den zweckmäßigen Mitbewegungen. Vor eigentlicher Bewegung oder mit ihr zusammen treten durch Irradiation des Impulses am ganzen Körper eine Unzahl von Mitbewegungen auf, die teils die Bewegung hemmen und nur zum Teil zweckmäßig sind. Kontralaterale identische Mitbewegungen sind nicht mit Regelmäßigkeit vorhanden und wechseln sehr in ihrer Stärke. Faustmachen wird ziemlich konstant von identischen Mitbewegungen begleitet, stärker sind auch hier die nicht identischen Mitbewegungen an Mund und Zunge und sonst am ganzen Körper. Beim Heben des Beines gegen Widerstand tritt stärkste Beugung des anderen Beines ein. Von Hand zu Fuß gibt es manchmal Mitbewegungen. Bewegungen der Zehen kommen nicht zustande, darum auch keine Mitbewegungen in den Händen. Isolierte Bewegungen sind weder an o. noch an u. E. möglich; Opposition des Daumens ist ohne Beugung sämtlicher Finger unmöglich. Schreiben wurde bisher nicht erlernt.

Gerade unter den letztgenannten Kindern kommen bei der Prüfung auf Mitbewegungen sehr viele Unklarheiten zum Vorschein. Ob die verschiedensten Störungen der geistigen Begabung stets das Wesen der Mitbewegungen in einem bestimmten Sinne beeinflussen, ist bisher nicht zu entscheiden.

c) Bei einem von der Norm abweichenden gesunden Kinde.

An dieser Stelle sei noch eines Kindes unter den 40 normalen gedacht. Dieses wies ähnlich starke Mitbewegungen auf, wie sie in den Berichten von Damsch und Fragstein geschildert wurden. Als Schluß soll sein Befund hier folgen.

D. T., 11 Jahre, ♀.

Außer Keuchhusten und Masern ist von Kinderkrankheiten oder sonstigen durchgemachten Leiden nichts bekannt.

D. machte auf den ersten Anblick den Eindruck eines völlig normalen Kindes. Die Reflexe sind lebhaft, aber völlig normal. Nirgends sind pathologische Reflexe nachweisbar. Babinski —, Mayer beiderseits +. Die Stellreflexe sind schwer zu prüfen; es erfordert ungeheure Anstrengung, die Arme längere Zeit vorgestreckt zu halten, der Impuls irradiiert in den ganzen Körper. Lagebeharrung o. B., Kopfdreh-, Abweich- und Höhenreaktion o. B. Bei passiver Drehung des Kopfes macht sich stets eine starke Streckung und Abduktion des Schädelarms, starke Beugung des Kieferarms geltend. Wird der Kopf nach vorn gebeugt, erfolgt Abduktion und Streckung beider Arme, bei Beugung nach hinten Adduktion und Beugung der Arme. Stellreflexe haben anscheinend keinen Einfluß auf die Mitbewegungen. Imitationsphänomen o. B. Von passiven Bewegungen großer Gelenke sind nur wenig induzierte Tonusreflexe auf die vorgestreckten Arme zu sehen.

Mitbewegungen: Die Stärke der homolateralen, ganz besonders aber die der kontralateralen Mitbewegungen ist ungeheuer groß, anscheinend völlig hemmungslos. Alle Bewegungen werden ganz genau mit allen Unzweckmäßigkeiten auf der anderen Seite mitgemacht und ergreifen stets beide, u. und o. E. Soll ein Bein gehoben werden, geht stets das andere mit, und, wird die Bewegung gegen Widerstand ausgeführt, werden beide Arme emporgehoben. Soll eine Hand zur Faust geschlossen werden, kommt es zu stärksten Beugesynergien aller Extremitäten. Wird das gebeugte Knie passiv gegen Widerstand gestreckt, werden ebenfalls die Arme und das kontralaterale Bein gebeugt. Nie fehlen die heftigsten Mitbewegungen des Gesichts; auch diese sind mit absolutem Zwang immer nur doppelseitig. Einseitige Gesichtsinnervation, etwa das Verziehen des Mundes nach einer Seite, geschweige denn das Schließen nur eines Auges ist ganz unmöglich. Beim Stich in die Fußsohle kommt es in beiden Beinen zu Reflexbeugesynergien. Bei schwierigen Aufgaben, z. B. beim Spreizen der Zehen, gerät der ganze Körper in Bewegung. Links wird stets, wenn auch sehr unbeholfen, in reiner Spiegelschrift geschrieben. Auch die Schrift der rechten Hand kommt nur mühsam zustande. An den einzelnen Strichen, die nie in ganz gerader Linie verlaufen, ist deutlich ein Zittern der Hände kenntlich. Alle Bewegungen des täglichen Lebens werden doppelseitig vollführt: beim Knöpfen, beim Zeigen, stets tuen beide Hände das gleiche. Nur handelt hier die mitbewegende Hand mit etwas geringerer Intensität. Beim Öffnen des Mundes werden nicht nur die Finger beider Hände stark gespreizt, auch die Arme werden abduziert. Beim Zähnezeigen gehen beide Daumen in Spreizstellung, kräftiges Augenschließen ist beiderseits mit Faustschluß verbunden. Ganz besonders erstaunlich war, daß selbst passive Bewegungen von starken homologen Synkinesien begleitet wurden; Bewegungen an Finger, Hand und Arm zeigten sich mit absoluter Deutlichkeit.

Wie die Mitbewegungen in diesem Falle hier zustande kamen, vor allem wie die passiven Mitbewegungen zu erklären sind, ist noch völlig dunkel. Es lassen sich wiederum auch hier nur die oben besprochenen Vermtungen heranziehen.

C. Zusammenfassung.

Es wurden neurologisch und auf Mitbewegungen 80 Kinder der Göttinger Hilfsschule und im Vergleich zu ihnen 40 normale Kinder untersucht. Dabei ergab sich:

1. Die Intensität der Mitbewegungen nahm bei Hilfsschulkindern wie bei normalen proportional dem Alter der Kinder ab.
2. Die Mitbewegungsstärke war bei den normalen Kindern eine weit geringere als bei den Hilfsschulkindern, besonders bei früh geübten Bewegungen. Jüngere Hilfsschulkinder stehen zu den älteren im gleichen Verhältnis wie die Hilfsschulkinder überhaupt zu den normalen.
3. Besonders die Schriftproben mit der linken Hand zeigten große Differenzen bei normalen und Hilfsschulkindern: starke Aufmerksamkeit und optische Kontrolle lassen die mühelose Ausführung linksseitiger Spiegelschrift nicht zu.
4. Beim Spreizen der Zehen wurden die allerstärksten Mitbewegungen beobachtet, Mitbewegungen vor allem an den Händen.
5. Die stärkeren Mitbewegungen traten fast immer links auf durch primäre und später auch sekundär geförderte Superiorität der linken Hemisphäre.
6. Die Stärke der homolateralen Mitbewegungen steht in keinem Verhältnis zu der der homologen Mitbewegungen, scheint aber Beziehungen zu den Stellreflexen zu haben.
7. Neurologisch gekennzeichnete Kinder oder auch solche mit sicheren organischen Defekten scheinen besonders starke Mitbewegungen aufzuweisen.
8. Die stärksten Mitbewegungen wurden allerdings bei einem sonst völlig normalen Kinde gesehen (kein Hilfsschulkind).

Literatur.

Bechterew, Kompensationsbewegungen bei Gehirnaffektionen. Mon. Schrift f. Psych. u. Neurologie 1904, Bd. 16. — Curschmann, Beiträge zur Physiologie und Pathologie der kontralateralen Mitbewegungen. Deutsche Zeitschr. f. Nervenheilkunde 1906, Bd. 31. — P. A. Badjul, Miropolskaja u. M. P. Andrejew, Studie über die Synkinesien bei Gesunden im Zusammenhang mit der motorischen Begabung und den Körperbau-Typen. Zeitschr. f. d. ges. Neur. Bd. 117, 1928, S. 595—619. — Fuchs, Wiener klinische Rundschau 1905, Bd. 19. — Ders., Jahresbericht über die Leistungen und Fortschritte auf dem Gebiet der Neur. Bd. 22, 1918, S. 134. — Damsch, Über Mitbewegungen in symmetrischen Muskeln an nicht gelähmten Gliedern. Zeitschr. f. klin. Med. 19, 1891, Suppl. H. — Dräseke, Über Mitbewegungen bei Gesunden. Dtsch. Zeitschr. f. Nervenheilkunde 68/69, 1921, S. 344. — O. Förster, Die Mitbewegungen bei Gesunden, Nerven- und Geisteskranken. Jena 1903. — Ders., Schlaffe und spastische Lähmung. Handb. d. pathol. Phys. Bd. 10, 1927. — v. Fragstein, Über

Synkinesien bei intaktem Nervensystem an der Hand eines selbstbeobachteten Falles. Monatsschrift. f. Psychiatrie u. Neur. Bd. 10, 1901, S. 348. — Fröschels, Über eine noch nicht beschriebene Mitbewegung (Zur Phys. des „S"-Lautes). Med. Klin. Jahrg. 22, Nr. 44, 1926, S. 1685. — Gött, Eine wenig bekannte Mitbewegung und ihr Sinn. Zeitschr. f. d. ges. Neur. u. Psych. Bd. 66, 1921. — M. Gurewitsch, Motorik, Körperbau und Charakter. Arch. f. Psych. u. Nervenkrankh. Bd. 76. — Gurewitsch u. Oseretzki, Zur Methodik der Untersuchungen der motor. Funktionen. Mon. Schr. f. Psych. u. Neur. Bd. 59, 1925. — Heldmann, Über Mitbewegungen homolog. Muskelgruppen bei einseitigen Willkürbewegungen als angeborene und familiäre, funktionelle Eigentümlichkeit sonst Nervengesunder. Dtsch. Zeitschr. f. Nervenheilk. Bd. 100, 1927, S. 11—130. — Hermann-Pötzl, Über die Agraphie. Berlin 1926. — Hitzig, Über die Auffassung einiger Anomalien der Muskelinnervation. Arch. f. Psych. Bd. 3, 1872. — Homburger, Über die Entwicklung der menschlichen Motorik und ihre Beziehung zu den Bewegungsstörungen bei Schizophrenen. Zeitschr. f. d. ges. Neurol. Bd. 78, 1922, S. 562. — Ders., Zur Gestaltung der normalen menschl. Motorik und ihrer Beurteilung. Zeitschr. f. d. ges. Neurol. Bd. 85, 1923, S. 274. — Handbuch der Geisteskrankheiten, Bd. 3, S. 79. — Handbuch der normalen und pathol. Phys. Bd. 2, S. 677, 343. — Huisman, Deutsche Zeitschr. f. Nervenheilk. 1910, Bd. 40. — König, Deutsche Zeitschr. f. Nervenheilk. Bd. 9, 1897. — Lange, Zur Kasuistik der Mitbewegungen. Mon. Schr. f. Psych. 1930, Bd. 75. — Levy, Neur. Zentr. Blatt. 1901, Bd. 20, S. 605. Ererbte Mitbeweg. — Lackner, Arch. f. Psych. u. Nerv. Krankh. 1917, Bd. 57, S. 478. — Ders., Jahresber. üb. d. Leistungen u. Fortschritte a. d. Gebiet der Psych. u. Neurol. Bd. 21, 1917, S. 108. — Monakow, 1. Neur. Zentr. Bl. 1905. S. 920 u. 921; 2. Gehirn-Pathologie 2. Aufl., 1905, S. 561/562. — Oseretzki. Körperbau, sanitäre Konstitution u. Motorik. Zeitschr. f. d. ges. Neur. u. Psych. Bd. 106, 1926. — Pötzl, Über die Gegenreaktion der Zentren und ihre Analogien mit den Immunkörperreaktionen. Med. Klin. 1924, Nr. 21/22. — Pollak, Über gleichsinnige Mitbeweg. beim Schreiben. Mon. Schr. f. Psych. u. Neur. 1925, Bd. 59, S. 233. — Pfeifer, Die rechte Hemisphäre u. d. Handeln. Zeitschr. f. d. ges. Neur. u. Psych. Bd. 77, S. 471, 1921. — Schaltenbrand, Normale Bewegungs- u. Lagereaktion bei Kindern. Dtsch. Zeitschr. f. Nervenheilk. Bd. 87, 1925. — Schilder-Hoff, Die Lagereflexe des Menschen. Verl. Jul. Springer, Wien 1927. — Schilder, Beobachtungen an leichten Hemiparesen. Deutsch. Zeitschr. f. Nervenheilk. 1930, S. 95. — Senator, Über Mitbeweg. u. Ersatzbeweg. bei Gelähmten. Berl. Klin. Wochenschr. 1892, Nr. 1 u. 2. — Sittig, Über kontralaterale identische Mitbeweg. beim Schreiben. Mon. Schr. f. Psych. u. Neur. 1916, S. 286. — Strümpell, Über einige bei Nervenkranken häufig vorkommende abnorme Mitbeweg. im Fuß u. i. d. Zehen. Neur. Zentr. Bl. Bd. 6, 1887, Nr. 1. — Scymanski, Untersuchung über eine einfache natürliche Reaktionstätigkeit. Psych. Forschung Bd. 2, 1922, S. 298. — Silbiger, Zur Frage der Mitbeweg. u. Tics. Med. Klin. 1928, 1, Bd. 50, S. 654. — M. Stoblo, Über eine neue Form der hemiplegischen Mitbeweg. Dtsch. Zeitschr. f. Nervenheilk. Bd. 104, S. 281—285. — E. Stier, Die funktionellen Differenzen der Hirnhälften und ihre Beziehungen zur geistigen Weiterentwicklung der Menschheit. Münch. Med. Wochenschr. 1911, Bd. 2. — Westphal, Über einige Beweg. Erscheinungen in gelähmten Gliedern. Arch. f. Psych. Bd. 4, 1874.

Lebenslauf.

Am 20. September 1907 wurde ich als Tochter des praktischen Arztes Dr. Heinrich Steinmann und seiner Frau Aenne geb. Schultebeyring in Lengerich i. W. geboren. Ich besuchte die Volksschule in Lengerich von Ostern 1914 bis Ostern 1917; von Ostern 1917 bis Ostern 1920 die Privattöchterschule in Lengerich; Ostern 1920 kam ich auf die Amtsrektoratsschule in Lengerich, von dort Ostern 1922 auf das Ratsgymnasium in Osnabrück, wo ich Ostern 1926 die Reifeprüfung bestand.

Ich studierte Medizin im Sommersemester 1926 und Wintersemester 1926/27 in Bonn, im Sommersemester 1927 in Tübingen, im Wintersemester 1927/28 wieder in Bonn und machte dort am 3. März 1928 mein Physikum. Im Sommersemester 1928 studierte ich in München, im Wintersemester 1928/29 in Münster, im Sommersemester 1929 und Wintersemester 1929/30 in Berlin, ging im Sommersemester 1930 nach Göttingen. Hier bestand ich am 6. Juni 1931 mein Staatsexamen.

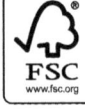

If you have any concerns about our products,
you can contact us on
ProductSafety@springernature.com

In case Publisher is established outside the EU,
the EU authorized representative is:
**Springer Nature Customer Service Center GmbH
Europaplatz 3, 69115 Heidelberg, Germany**

Printed by Libri Plureos GmbH
in Hamburg, Germany